BEI GRIN MACHT SICH IHR
WISSEN BEZAHLT

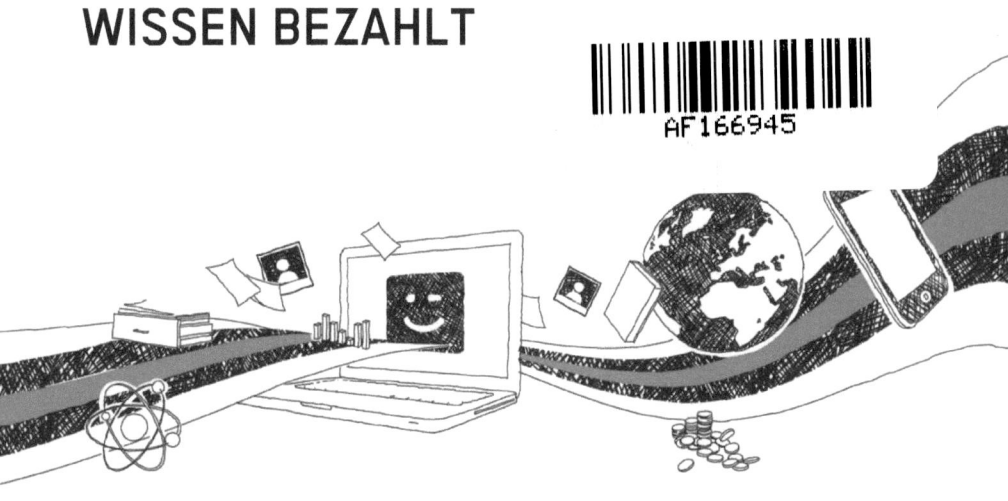

Trainingsplanung (5-Stufen-Modell) mit Übungskatalog

Melanie Pöttgen

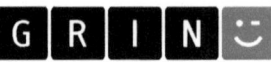

Bibliografische Information der Deutschen Nationalbibliothek:

Die Deutsche Nationalbibliothek verzeichnet diese Publikation in der Deutschen Nationalbibliografie; detaillierte bibliografische Daten sind im Internet über http://dnb.d-nb.de abrufbar.

ISBN: 9783346871947
Dieses Buch ist auch als E-Book erhältlich.

Druck und Bindung: Books on Demand GmbH, Norderstedt Germany
Gedruckt auf säurefreiem Papier aus verantwortungsvollen Quellen

Das vorliegende Werk wurde sorgfältig erarbeitet. Dennoch übernehmen Autoren und Verlag für die Richtigkeit von Angaben, Hinweisen, Links und Ratschlägen sowie eventuelle Druckfehler keine Haftung.

Das Buch bei GRIN: https://www.grin.com/document/1353946

Academy of Sports

Abschlussarbeit – Trainingskonzept nach dem Fünf-Stufen-Modell und Übungskatalog

Fitnesstrainer/-in A-Lizenz inkl. C- und B-Lizenz

Pöttgen, Melanie
15.12.22

Inhalt

Einleitung

In der Ihnen vorliegenden Einsendearbeit zu dem Thema "Trainingskonzept nach dem Fünf-Stufen-Modell und Übungskatalog" wird in den folgenden Abschnitten erläutert wie die Vorgangsweise bei der Erstellung eines Trainingsplanes nach dem Fünf-Stufen-Modells im Bereich Fitness- und Krafttraining vorhergesehen ist. Die Gliederung stellt den optimalen Verlauf der Trainingssteuerung dar und unterteilt sich in das Eingangsgespräch, Zielsetzung des Klienten und Einschätzung der Realisierung durch den Trainer, Trainingsplanung wie auch der Durchführung und abschließender Analyse / Evaluation:

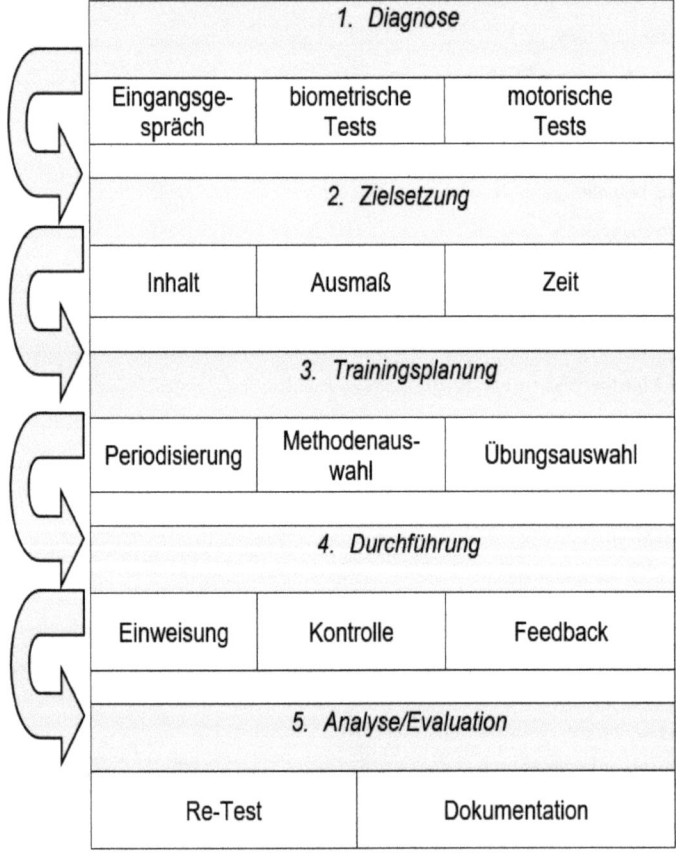

Tab.1: Das Fünf-Stufen-Modell (Quelle: www.academyofsports.de)

Zu Beginn steht das Eingangsgespräch, welches den Nutzen hat den Klienten kennen zu lernen und in Erfahrung zu bringen welche Faktoren in seinem Leben vorhanden sind, die sich auf den aktuellen Leistungs- und Gesundheitszustand auswirken. Hier werden alle trainingsrelevanten Daten gesammelt dokumentiert und eine erste persönliche Bindung zum Klienten aufgebaut. Für eine optimale Zielsetzung und Trainingssteuerung ist es von erheblicher Bedeutung durch die Anamnese gesundheitliche Risiken ausschließen und vermeiden zu können um einen perfekt abgestimmten Trainingsplan zur Erreichung der Ziele des Klienten zu koordinieren. Neben den persönlichen Daten (z.b.Alter, Gewicht, Größe, Beruf, Zeitbudget, etc.) werden ebenso körperliche Daten (Körperfettanteil, Blutdruck, Ruhepuls, etc.) erfasst. Diese werden durch biometrische und motorische Tests in Erfahrung gebracht. Des weiteren wird erfasst, welche Ziele der Kunde hat, welche in Grob-, Teil- und Feinziele unterteilt werden. Anschließend folgen die ausführlichen Beschreibungen der Auswahl der Trainingsmethodik, wie auch die Trainingsplanung mit umfassenden Beschreibungen der Periodisierung, deren Aufteilung in verschiedene Zyklen und des darauf folgenden Re-Test zur Analyse der Fortschritte und Vornahme eventueller Anpassungen.

2. Anamnese

2.1. Das Eingangsgespräch

Im Eingangsgespräch werden im Folgenden Personalien wie zum Beispiel der Name und Vorname, Anschrift, Erreichbarkeit, Geburtstag, Größe und Gewicht des Kunden erfasst und ein Profil des Kunden anhand einer Berufs-, Sport- und Gesundheitsanamnese erstellt um eine optimale Trainingsperiodisierung zu erarbeiten. Erfasst werden in der Berufsanamnese beispielsweise die Art der aktuellen beruflichen Tätigkeit, welchen Zeitumfang diese Tätigkeit einnimmt und wie die physische und psychische Belastung im Berufsalltag ist. Informationen über aktuelle sportliche Verhaltensweisen sowie die persönlichen Ziele uvm. werden in der Sportanamnese zusammengetragen, während die Gesundheitsanamnese Aufschluss darüber gibt, welche Erkrankungen oder Verletzungen in der Familie, der Vergangenheit oder akuten Lebensphase zu beachten sind. Auch eine Medikamenteneinnahme, behandelnder Arzt und ärztliche Empfehlungen werden abgefragt und in der Trainingsplanung berücksichtigt bzw. mit einfließen gelassen. Ebenfalls erfragt werden die Ziele, welche sich der Kunde persönlich setzt und den vorhergesehenen Zeitraum des Erreichens dieser Ziele.

2.1.1. Anamnese am Kunden

Lennert S. kommt in ein Fitnessstudio, möchte sich vertraglich anmelden und mit dem Training starten. Er wird gebeten Platz zu nehmen und ein Gespräch mit einem der Trainer zu führen um alle für das Training relevanten Daten zu erfassen und sich gegenseitig kennen zu lernen.

Als erstes wird ein Anamnesebogen ausgefüllt um die ersten persönlichen Daten wie auch gesundheitlichen Daten, berufsbezogenen Daten und Fragen zur aktuellen sportlichen

Ausgangslage in Kenntnis zu bringen. Der Trainer geht mit dem Kunden die Fragen durch um eventuell direkt spezifischere Fragen zu den einzelnen Teilbereichen stellen zu können.

Aus dem Anamnesegespräch und -bogen wird deutlich das Lennert S. ein junger Mann von 34 Jahren ist und sich bereits mit Sport auseinandersetzt. Er joggt seit 5 Jahren regelmäßig 1 mal pro Woche 10 km, geht in den warmen Monaten an den Wochenenden wakeboarden und in den Wintermonaten in einer Halle bouldern, besucht einen wöchentlichen Yogakurs und hält sich mit allerlei Freizeitsport körperlich fit. Dennoch hat er mit seinen sportlichen Aktivitäten in den letzten Monaten nachgelassen. Er selber schätzt sich als „fit" ein. Körperliche Vorerkrankungen oder Sportverletzungen gibt es nicht und dadurch ergeben sich erst mal keine Einschränkungen. Seine berufliche Tätigkeit im Außenvertrieb findet hauptsächlich sitzend im Büro oder im Auto statt, wodurch er über gelegentliche Rücken und Kopfschmerzen klagt. Durch die ganztägige Ausübung seines Berufs bleibt ihm wenig Zeit sich sportlich zu betätigen dennoch gibt er an 2-3 mal pro Woche für 60 bis 90 Minuten als anfänglich realistisch anzusehen. Durch sein immer schon dagewesenes Interesse am Sport hat er sich über die Jahre bereits Vorkenntnisse im Fitnessstudio angeeignet und phasenweise 2-3 mal pro Woche in einer leichten bis moderaten Trainingsbelastung trainiert. Er ernährt sich ausgewogen und schläft durchschnittlich 8 Stunden pro Nacht. Er ist Gelegenheitsraucher, trinkt keinen Alkohol und ernährt sich ausgewogen und gesund. Lennert S. nennt als Ziele eine Reduktion des Körperfetts um 10 kg innerhalb von 24 Wochen und ein leichten im Spiegel erkennbaren Muskelzuwachs um für sich attraktiver zu wirken, welche durchaus realistisch zu sehen sind. Danach gilt es dieses Körpergewicht auch zu halten. Er will der sitzenden Tätigkeit und den damit verbundenen Rücken- und Kopfschmerzen entgegenwirken um diese zu minimieren beziehungsweise zu beenden.

2.2 Biometrische Tests

Biometrische Tests bringen vorhandene Risikobereiche in Erfahrung und helfen Überbelastungen vorzubeugen indem sie über die anthropometrischen und internistischen Gesundheitsdaten Auskunft geben. Der Trainer bekommt Aufschluss über verschiedene Maße und auch über die funktionellen und strukturellen Eigenschaften werden in den Biometrischen Tests Angaben gemacht. Zum Beispiel werden Angaben der inneren Parameter wie die Herzfrequenz und den Körperbau in Erfahrung gebracht und ein IST-Zustand des Kunden erstellt.

2.2.1 BIA-Analyse

BIA-Analyse bedeutet Körperfettanalyse mittels Bioimpedanzanalyse und mit Hilfe eines speziellen Gerätes werden bei dieser Art Messung ein geringer Stromstoß mittels Elektroden durch den Körper geschickt, welche den elektrischen Widerstand erfassen. Somit kann eine entsprechende Software diesen Widerstand in Daten umsetzen welche Aufschluss geben über den prozentualen Körperfettanteil. Es gibt vier verschiedene Techniken für die

Impendanzmessung, welche sich in der Art unterscheiden an wie vielen Punkten des Körpers und wo die Elektroden angebracht werden.

Zu beachten ist, dass zur genauen Bestimmung der Daten am besten nur Geräte verwendet werden sollten, welche den erfassten Widerstand in Muskelmasse, Wassergehalt und Fettmasse umrechnen.

Der variable Wassergehalt des Körpers muss auch bei der Durchführung beachtet werden, da dieser dazu führt das es Abweichungen von 1kg pro Tag geben kann. Dies geschieht aufgrund einer Wassereinlagerungsdifferenz durch unterschiedliche Salz- und Nahrungsaufnahme. Um zuverlässige Folgemessungen zu erhalten ist es wichtig möglichst die gleiche Tageszeit wie in der vorherigen Messung zu wählen.

Mittels einer Tabelle welche das Alter und das Geschlecht berücksichtigt werden nun die ermittelten Referenzwerte entnommen.

Kombiniert man BIA-Analyse mit der BMI-Bestimmung erhält man zusätzlich eine noch genauere Form der Analyse der Körperkomposition, welche man anhand einer Tabelle kundenfreundlich dargestellt hat und dem Kunden so nahelegen kann.

2.2.2 Body-Mass-Index

Anhand einer einfachen Formel der Anteil des Körperfett berechnet. Hierzu ermittelt man das Ergebnis aus Körpergewicht in Kilogramm geteilt durch die Körpergröße in Quadratmetern.

Je größer der BMI, desto höher der Fettanteil im Körper. Das Ergebnis kann anhand einer Tabelle abgelesen werden.

Ebenfalls gibt es eine BMI-Tabelle bei der man direkt den BMI ablesen kann und so ein schnelleres Ergebnis hat als durch eine Berechnung mittel der Formel.

Dieser Wert kann kombiniert werden mit den Ergebnissen der BIA-Analyse und so erhält man eine kundenfreundliche Bewertung der Körperzusammensetzung und Aufschluss über sinnvolle Maßnahmen in der weiteren Trainingsplanung

Kategorie	BMI (kg/m2)	Risiko für Begleiterkrankungen
Untergewicht	< 18,5	niedrig
Normalgewicht	18,5 – 24,9	durchschnittlich
Übergewicht	> 25	
-Präadipositas	25 – 29,9	gering erhöht
- Adipositas Grad I	30 – 34,9	erhöht
- Adipositas Grad II		
Adipositas Grad II	35 – 39,9	hoch
	> 40	sehr hoch

Tab.2: Einteilung des BMI (Quelle: AcademyofSport/ Skript Trainingssteuerung und -planung S.17)

2.2.3 Blutdruck

Das zirkulierende Blut übt Druck auf die Blutgefäße aus und diesen Druck bezeichnet man als „Blutdruck". Der Blutdruck gibt uns Aufschluss über die Gesundheit unseres Herz-Kreislaufsystems, denn zu hohe Werte können ein Indiz für einen krankhaften Bluthochdruck sein. Durchaus gibt es Schwankungen im Bereich von einem oberen Wert und dem unteren Wert.

Der obere Wert wird bezeichnet als systolischer Wert während der untere Wert als diastolischer Wert bezeichnet wird.

Als „normal" bewertet man einen Blutdruck von:

Systolisch : 100 bis 140 mmHg

Diastolisch :60 bis 90 mmHg

Alle Werte oberhalb dieses durchschnittlichen Normalwertes bezeichnet man als Bluthochdruck oder arterielle Hypertonie. Es gibt aber auch die Möglichkeit einer vorübergehenden Hypertonie durch Faktoren besonderer Belastung, Koffeingenuss, Stress, Angstzustände oder Schmerzen. Sollte es jedoch zu andauerndem Bluthochdruck kommen und dieser festgestellt werden, kommen erkrankte Gefäße in Betracht welche Herzinfarkte zur Folge haben können, oder ebenfalls Verursacher von Schlaganfällen oder Nierenschäden werden können. Aufgrund dessen sollte die Messung des Blutdrucks unbedingt ein fester Bestandteil der Eingangsdiagnostik des Trainers sein und gegebenenfalls mit einem Arzt abgeklärt werden, sollte dieser Wert eine arterielle Hypertonie aufzeigen. Eine eventuelle

Bescheinigung des Arztes über die Tauglichkeit zum Fitnesstraining wäre hier eine Möglichkeit Risiken fachmännisch ausschließen zu lassen.

2.2.4 Auswertung der biometrischen Tests

Herr S. wiegt derzeit 86 kg bei einer Körpergröße von 184cm und hat somit einen Wert im Body-Mass-Index von genau 25. Wie der Tabelle zu entnehmen ist bedeutet dies er ist an der Schwelle von Normalgewicht zu leicht erhöhtem Gewicht.

Sein Ergebnis der BIA-Analyse zeigt für einen Mann im Alter von 34 Jahren mit einem Wert von 20 ebenfalls an einer Schwelle steht zwischen „Gut" und „Mittel"

Kombiniert man die Ergebnisse dieser beiden Methoden wird anhand der Tabelle für die kombinierte Bewertung von BMI und Körperfettanteil ersichtlich das Herr S.gemäß seinen persönlichen Zielen der Gewichtsreduktion um wenige Kilos und einer Umstellung seiner Ernährung auch wissenschaftlich eingeordnet wird unter den Punkt:

BMI 25 / BIA mittel = leichtes Übergewicht, etwas erhöhter Körperfettanteil → Gewichtsreduktion durch Bewegung und gesunde Ernährung

Mit einem Blutdruck von 115 zu 80 zeigt Herr S.ein optimales Ergebnis und somit besteht keinerlei Einschränkung des Trainings im Raum oder den Anlass einer Befürchtung einer Überlastung bzw. eines Risikos während des Trainings aufgrund eines zu hohem Blutdrucks.

Herr Steinhoff, Lennert	
Gewicht	86
BIA-Analyse Wert	20
BMI	25
Blutdruck, systolisch	115
Blutdruck, diastolisch	80

Tab.3: Analysewerte Herr S. (Quelle:Eigene Darstellung)

2.3 Motorische Tests

Zu den motorischen Testungen gehören die Bereiche konditionelle und koordinative Fähigkeiten, welche da wären:

Kraft – Beweglichkeit –Ausdauer - Schnelligkeit – Koordination

Diese Test zeigen den Ist-Zustand des Kunden in diesen Bereichen. Dieser muss in die optimierte und individuelle Trainingsplanung mit einbezogen werden.

Es gibt verschiedene Verfahren um diese Fähigkeiten zu Testen anhand eines Übungskataloges mit unterschiedlichen Übungen, die mit dem eigenen Körpergewicht absolviert werden wie z.b. Crunches, Liegestütz, Plank oder Wand-Stütz und mit aus Tabellen zu entnehmenden Ergebnissen oder der ILB-Methode welche im folgenden Punkt 2.3.1 genauer dargestellt wird, welche eine Form der Bestimmung des Trainingsgewichtes darstellt.

An meinem Kunden werde ich die Beweglichkeitstestungen nicht durchführen. Die Gründe hierfür liegen in der ausgewogenen sportlichen Tätigkeit im Vorfeld, welche sich aus jenen Sportarten zusammensetzt die einen optimalen Beweglichkeitsumfang voraussetzen und fördern, wie zum Beispiel ein wöchentlicher Yogakurs, bouldern in der Halle und wakeboarden im Frühling und Sommer.

2.3.1 ILB-Methode / Krafttest

ILB-Methode bedeutet „Individuelle Leistungsbild – Methode " und diese ermittelt anhand der ausgewählten Übungen das für den Kunden optimale Trainingsgewicht. Diese Testmethode eignet sich für jeden, weil sie sich nach der Belastbarkeit und dem IST-Zustand des Leistungsstandes des Kunden ausrichtet.

Wichtig ist, dass man zuvor das primäre Ziel und den Trainingsplan mit den richtigen Übungen, Wiederholungen und Satzzahlen festlegt. Dafür legt man im Vorfeld fest, welche Übungen je nach Mesozyklus und mit wie vielen Wiederholungen durchgeführt werden sollen. Vor der Testung ist es unerlässlich sich dem Aufwärmen der Muskulatur zu widmen um Verletzungen zu vermeiden.

In Kapitel 3.2.2 finden sich die Übungen wieder, welche hier für den ILB-Test verwendet werden. Von Herrn S.werden die Übungen des ersten Mesozyklus mit je 15 Wiederholungen absolviert, weil Kraftausdauer zu Beginn der Trainingsplanung als Methodik ausgewählt wurde, aufgrund seiner Anamnese, seinem IST-Zustand und seinen Zielen.

Je nachdem welche Übung und welchen Mesozyklus man auswählt, wird vom Trainer das zu bewältigende Trainingsgewicht eingeschätzt. Der ILB Test ist erfolgreich, wenn der Kunde, die angesetzten Wiederholungen mit maximalen Kraftaufwand, den bestimmten Gewichten und korrekter Technik maximal bewältigen kann. Sprich das er weder mehr noch weniger Wiederholungen schafft.

Zu beachten ist, dass der Kunde sich nicht überanstrengt, sondern wirklich nur auslastet um Verletzungen vorzubeugen. Schafft der Proband also mehr als 15 Wiederholungen stockt der Trainer das Gewicht auf und der Kunde absolviert den Test nach einer zweiminütigen Pause erneut. Für ein zu hoch geschätztes Gewicht gilt die umgekehrte Herangehensweise. Anhand dieser Ergebnisse werden die tatsächlichen Gewichte an den Geräten oder im

Freihanteltraining der jeweiligen Trainingsmethodik für einen Mesozyklus angeglichen und berechnet.

ÜBUNGEN	Sätze/WDH Sek	ILB-Test /kg
Butterfly	3x15	50
Butterfly reverse	3x15	40
Lunges an der Multipresse	3x15	50
Beinpresse	3x15	110
Hyperextension	3x20	3x20
Intervall Plank	3x 30 sek.	3x30 sek.

Tab.4: Ergebnisse ILB-Test für den ersten Mesozyklus von Herrn S. (siehe Kapitel 3.2.1)

Anschließend werden die Trainingsgewichte prozentual dem Ergebnis des erreichten Gewichts im ILB-Test anhand einer Tabelle bestimmt. Diese Tabelle richtet sich nach dem Leistungsstand des Kunden und gibt Auskunft über das empfohlene Trainingssystem, der Zeitstufe in Monaten, Anzahl der Einheiten pro Woche, Übungen pro Muskelgruppe, Intensität in % zum ILB-Testgewicht und den Sätzen pro Einheit.

Leistungsstufe	Zeitstufe in Monaten	Trainingssystem	Trainingse inheiten pro Woche	Übungen pro Muskelgr uppe	Sätze pro Übung	Intensität (in% ILB)
Orientierungsstufe	0 →1,5	GK	2	1 → 2	1 → 2	Gering (kein ILB)
Beginner	1,5 → 6	GK	2	1 → 2	1 → 2	50 → 70
Geübter	6 → 12	GK	2 → 3	1 → 2	2	60 → 80
Fortgeschrittener	> 12	GK / Split	3 → 4	1 → 3	2 → 3	70 → 90
Leistungssportler	> 36	GK / Split	3 → 6	1 → 4	2 → 4	80 → 100

Tab.5: ILB-Methode Einstufung (Quelle:www.team-andro.com)

2.4 Zielsetzung

Die Ziele des Kunden werden in Haupt-/Grobziele, Teilziele und Feinziele unterteilt, welche sich daran orientieren wie motiviert und zeitlich verfügbar der Kunde ist. Ziele sollten immer realistisch gesteckt werden, da die Vereinbarung eines unrealistischen Zieles nur zu Frustration und damit meistens auch zum Abbruch des Trainingsplans führt und somit Mitglieder aus den Studios ausscheiden und nicht gebunden werden. Realistische Ziele hingegen binden Kunden an das jeweilige Studio oder den Trainer und bringen ihm Spaß und Ehrgeiz.

Grob-oder Hauptziele bilden die Basis der Trainingssteuerung über mehrere Monate hinweg, wie bei dem hier aufgeführten Beispiel über 6 Monate. Teilziele sind die mittelfristig erreichbaren Ziele, welche nach circa 4 bis 6 Wochen erreicht werden können. Feinstziele beziehen sich meist auf eine einzelne Trainingseinheit und sind somit sehr kurzfristig erreichbar. Nach der SMART-Formel formulierte Ziele helfen dem Kunden messbare Ziele zu setzen um mehr Motivation zu erlangen durch das stetige erkennen von erreichten Zielen. Dabei setzt man fixe Punkte die messbar sind nach folgenden Kriterien:

S: Spezifisch

M: Messbar

A: Attraktiv

R: Realistische

T: Terminiert

2.4.1 Grobziele des Kunden

Lennert S. möchte über die Dauer von 6 Monaten 10 kg abnehmen und dieses Gewicht langfristig halten. Er möchte dafür zweimal pro Woche trainieren und das für die Dauer von jeweils 60-90 Minuten. Dieses Ziel ist als durchaus realistisch zu betrachten. Des weiteren sollen seine körperlichen Beschwerden in Form von Rücken- und Kopfschmerzen beseitigt werden durch eine Stärkung der Muskulatur und dem Ausgleichen von Dysbalance.

2.4.2 Teilziele des Kunden

Lennert S. möchte innerhalb von 6 Wochen 3 kg abnehmen. Zusammen mit dem Kunden erstellen wir ein spezifisches Ziel anhand der SMART-FORMEL um messbare Punkte zu integrieren welche die Motivation aufrechterhalten und somit das Erreichen der Ziele begünstigen. Herr S. möchte dies erreichen durch ein Kraftausdauertraining welches er zweimal pro Woche für 60-90 min absolviert. Das sein Training Erfolg zeigt bemerkt er darin, dass es seine Kopf- und Rückenschmerzen minimiert oder komplett beseitigt. Bei den

Kraftübungen will er eine Steigerung von 15%-20% erreichen. Herrn S.möchte sich im Spiegel wieder attraktiver und fitter sehen.

3. Traingsplanung und Periodisierung

3.1 Trainingsmethode

Um die individuellen Ziele eines Kunden zu erreichen gibt es bestimmte Formen des Trainings. Diese unterschiedlichen Formen bezeichnet man als Trainingsmethoden. Sie sind ein planmäßiges Verfahren, welches anhand dem festgelegten Ziel die Inhalte des Trainings, die Trainingsmittel und ebenso die Belastungsweise festlegen. Ein Training umfasst alle Maßnahmen zur Stabilisierung und ebenfalls zur Steigerung der sportlichen Leistung, welche aus rein biologischer Sicht die Anpassung des Körpers bezüglich Schnelligkeit, Beweglichkeit, Kraft und Ausdauer umfasst. Von besonderer Bedeutung sind hierbei die Belastungsmerkmale, denn zur Ausgestaltung einzelner Trainingseinheiten unterscheiden sich die Trainingsmethoden durch die unterschiedliche Gewichtung von Umfang, Dichte, Intensität und Dauer (Belastungsnormativen). Hierbei trägt auch die Trainingshäufigkeit eine tragende Rolle, also die Anzahl der Trainingseinheiten pro Woche. Welche Methoden sich in Fitnessstudios durch ihre hohe Effektivität bewähren zeigt sich in folgender Tabelle:

Vornehmliche Zielgruppen und Anwendungsbereiche	Kraftform	Trainingsmethoden (Basismethode)
Gesundheitssport (Anfänger und Fortgeschrittene); Fitnessport ((Anfänger, aber auch Fortgeschrittene)	unspezifische Kraft	Sanftes Krafttraining – gesundheitsorientiertes Fitness-Krafttraining
Gesundheitssport Fitnessport	Kraftausdauer	Methode mittlerer Krafteinsätze mit hohen Wiederholungszahlen
Gesundheitssport Fitnessport Bodybuilding Leistungssport	Muskelaufbau (Hypertrophie)	Methode submaximaler Krafteinsätze bis zur Ermüdung
Evtl. Fitnessport und Bodybuilding Leistungssport	Maximalkraft	Methode explosiver, maximaler Krafteinsätze
Evtl. Fitnessport und Bodybuilding Leistungssport	Kraftausdauer +Hypertrophie +Maximalkraft	Pyramidentraining

Tab.6: Vornehmliche Zielgruppen und Methoden des Krafttrainings (Quelle:Academy of Sports/ Lehrskript „Praxis der Trainingswissenschaft" S.52)

Für welche Form der Trainingsmethode man sich entscheidet hängt von mehreren Faktoren ab. Zum einen ist der Leistungsstand des Kunden zu berücksichtigen zum anderen Zielsetzung, Häufigkeit der einzelnen Trainingseinheiten pro Woche und gesundheitliche Einschränkungen. Dadurch das der Proband ein Anfänger mit gewisser Fitness durch Freizeitsport ist habe ich mich für ein sanftes Kraftausdauer Ganzkörpertraining entschieden um eine Basis herzustellen und gehe dann über in ein muskelaufbauorientiertes Kraftausdauertraining, da mein Kunde zum Ziel hat Fett abzubauen, seinen Körper gering zu formen und langsam Muskeln aufzubauen. Ein sanftes Kraftausdauerorientiertes Krafttraining eignet sich zum Beispiel für alle Anfänger und stellt somit ein Basistraining dar, welches für ein paar Wochen absolviert werden sollte bevor man dann letztendlich zu intensiveren Methoden übergeht.Diese Methode ist eine Methode mittlerer Krafteinsätze mit hohen Wiederholungszahlen. Diese Form des Trainings verbessert die Kraftausdauer, baut Fett ab, dient einem geringen Muskelaufbau, formt somit den Körper und erhöht die Maximalkraft wenn auch nur gering.Durch Anpassung der Belastungsnormativen kann man nach diesem Basistraining übergehen zu einer Muskelaufbauorientierten Form des sanften Krafttrainings, welches eine höhere Intensität beinhaltet und folgende Effekte erzielt:

Muskelaufbau, Verbesserung der Kraftausdauer, Fettabbau, Körperformung und Erhöhung der Maximalkraft. Die folgenden Tabellen spiegeln beide Varianten und deren Belastungsnormativen wieder.

Kraftausdauerorientierte Form des sanften Krafttrainings

Belastungsintensität:	Trainingssatz wird bei „mittlerem" bis „schweren" subjektiven Belastungsempfinden beendet
Wiederholungszahlen:	15-20 und mehr
Anzahl der Sätze:	Anfänger: 1-3 Sätze Fortgeschrittene: 3-5 Sätze
Pause:	1-3 min., nach subjektivem Empfinden
Trainingsintervall:	Anfänger: min. 1-3x/ Woche Fortgeschrittene: 2-4x/ Woche

Tab.7: Kraftausdauerorientierte Form des sanften Krafttrainings (Quelle:Eigene Darstellung in Anlehnung nach Boeckh-Behrens/Buskies 2000)

Muskelaufbauorientierte Form des sanften Krafttrainings

Belastungsintensität:	Trainingssatz wird bei „mittlerem" bis „schweren" subjektiven Belastungsempfinden beendet
Wiederholungszahlen.	6-15 Wiederholungen
Anzahl der Sätze:	Anfänger: 2-3 Sätze Fortgeschrittene: 3-5 Sätze und mehr
Pause:	1-5 min. nach subjektivem Empfinden
Trainingsintervall:	Anfänger: min. 1-2x/ Woche Fortgeschrittene: 2-4x/ Woche

Tab.8: Muskelaufbauorientierte Form des sanften Krafttrainings (Quelle:Eigene Darstellung in Anlehnung nach Boeckh-Behrens/Buskies 2000)

3.2 Periodisierung

Neben der Auswahl der richtigen Trainingsmethode ist eine optimale Trainingsplanung langfristig durchdacht und es werden in einem Trainingszeitraum von ca. sechs Monaten bis hin zu einem ganzen Jahr alle zu absolvierenden Trainingseinheiten berücksichtigt. Diese langfristige Periode der Planung bezeichnet man als Makrozyklus.Der Makrozyklus wird in mehrwöchige Mesozyklen unterteilt. Während eines Mesozyklus trainiert der Proband einen Trainingsplan mehrmals die Woche mit einer Steigerung nach den Belastungsnormativen. Das bedeutet es werden wöchentlich Intensität, Umfang, Geschwindigkeit, Dauer und Dichte angepasst um eine Steigerung zu erzielen und somit immer wieder überschwellige Reize zu setzen, welche Anpassungen des Körpers initiieren. Sind diese Reize zu schwach erhalten sie lediglich das aktuelle Leitungsniveau oder führen zu Abbau. Zu starke Reize führen zu Schäden der Funktion. Die zu beachtenden Prinzipien der Trainingsgestaltung umfassen ebenso das Prinzip der ansteigenden Belastung, der Variation, der optimalen Relation von Belastung und Erholung, der Individualität und der Regelmäßigkeit. Diese Prinzipien haben alle das Ziel, den Muskel weder zu langweilen noch zu überlasten. Eine ausgewogene Reizsetzung ist nur unter Einhaltung deren möglich, denn wird ein Muskel zu schnell hintereinander ohne angemessene Pause oder zu stark belastet führt dies zu einem hohen Verletzungsrisiko oder der Kunde läuft Gefahr in ein Übertraining zu gleiten, welches sich in Leistungsabfall, Müdigkeit, Depression, Muskelschmerzen, Schlafstörungen, erhöhte Krankheitsanfälligkeit und verlangsamter Regeneration äußert. Wird der Muskel zu sehr vernachlässigt, durch unter anderem zu wenig Regelmäßigkeit, zu schwachen Reizen durch fehlender Variation der Übungen, des ausbleiben der Steigerung des Trainingsgewichtes kommt es zu einer sogenannten Deadaptation (Abbau von Leistungen). Denn man verliert was man nicht nutzt. All diese Prinzipien dürfen also nicht isoliert betrachtet werden, sondern sind miteinander verbunden. Für das Prinzip der optimalen Relation Belastung und Erholung kennt man das Gesetz der Superkompensation, welches erläutert das nach den setzen eines überschwelligen Reizes der Körper in einen Leitungsabfall geht aufgrund eine verminderten Energiespeicher von Glykogen und eine Zeit der Erholung von 1-2 Tagen braucht um wieder zu genesen. Somit wird eine Anpassung des Körpers an eine höhere Belastung vorgenommen. Durch diese Anpassung steigt die Leistungsfähigkeit durch schnellere Eiweißsynthese kurzfristig über das Ausgangsniveau an. Trainiert man in dieser kurzen Zeitspanne erneut mit überschwelligen Reizsetzungen geschieht dieser Prozess erneut und somit ist eine konstante Steigerung des Leistungsniveaus garantiert. Trainiert man in dieser Zeitspanne der Superkompensation nicht fällt das Leistungsniveau ab auf den Ausgangszustand (s. Abb.) Als Mikrozyklus wird der genaue Ablauf einer einzelnen Trainingseinheit bezeichnet innerhalb eines Mesozyklus. Mitunter aber ebenso die Trainingseinheiten einer Woche im Zusammenspiel. Hier werden Trainingsmittel, Übungen und deren Ablauf beschrieben.

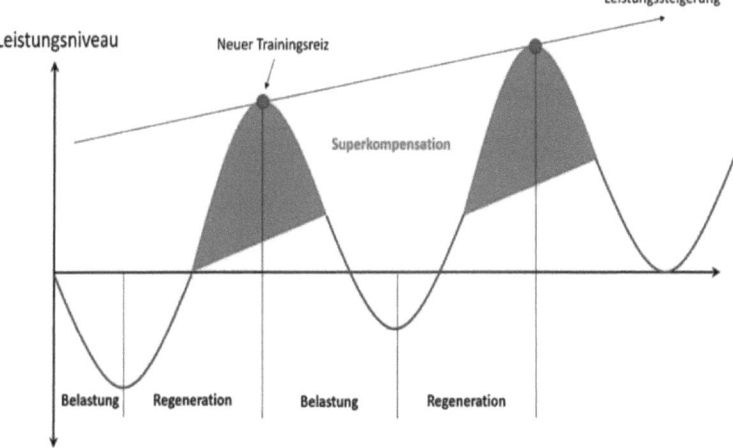

Tab.9: Das Prinzip der Superkompensation (Quelle: www.google/Bilder23474i890.com)

Aufgrund des Gesetzes der Superkompensation wird mein Kunde einen bis zwei Tage nach einer absolvierten Trainingseinheit ruhen um eine optimale Erholungsphase zu erzielen. Darauf folgt eine weitere Einheit um die Zeitspanne der Superkompensation zu nutzen und somit einen optimalen Zuwachs des Leistungsniveaus zu sichern. In dem folgenden Kapitel werden die Mesozyklen tabellarisch dargestellt mit den zu absolvierenden Übungen einer Einheit, den Ergebnissen der jeweiligen ILB Testungen pro Übung, und den prozentualen Steigerungen der Trainingsgewichte oder der Dauer einer Übung. Jeder Mesozyklus beträgt eine Dauer von 6 Wochen und wird in Form eines Kraftausdauertrainings gestaltet. Jedoch kann es je nachdem wie sich der Verlauf gestaltet immer zur Notwendigkeit einer Anpassung kommen. Zum Beispiel, wenn Zwischenziele nicht erreicht werden, ein Ausfall durch Krankheit oder Verletzung auftritt, Unterbrechungen jeglicher Art, etc. Nach jedem Mesozyklus wird ein Re-Test absolviert, bei dem wie zu Beginn der Trainingsplanung wieder per Biometrischen Test, ILB-Methde der Fortschritt getestet wird und die Festlegung der Trainingsgewichte für den darauffolgenden Mesozyklus festgelegt werden.

3.2.1 Der Makrozyklus

Für den Kunden Herr S.wurde ein Makrozyklus von 24 Wochen / 6 Monaten gewählt. Dieser unterteilt sich in jeweils 4 Mesozyklen. Jeder Mesozyklus hat einer Dauer von 6 Wochen in denen ein Ganzkörpertrainingsplan als Kraftausdauertraining gestaltet trainiert wird. Die prozentuale Steigerung der Gewichte vollzieht sich nach den Angaben aus Tabelle 5 und orientiert sich an der Leistungsstufe sowie der Trainingsmethode des Kunden. Während des Makrozyklus kann es immer noch zu Abänderungen kommen, falls das Training nicht den gewünschten Erfolg zeigt, sich die Ziele des Kunden verändern, oder im Re-Test Ergebnisse zeigen welche eine Änderung verlangen. Die hier aufgeführten Ergebnisse und Planungen setzen einen perfekten Verlauf voraus.

Makrozyklus über 24 Wochen, Herr Steinhoff, Lennert				
Mesozyklus	Mesozyklus I	Mesozyklus II	Mesozyklus III	Mesozyklus IV
Dauer (Wochen)	6 Wochen	6 Wochen	6 Wochen	6 Wochen
Methode	Kraftausdauer	Kraftausdauer	Kraftausdauer	Kraftausdauer
System	Ganzkörper	Ganzkörper	Ganzkörper	Ganzkörper
Häufigkeit /Woche	2 bis 3	3 bis 4	3 bis 4	3 bis 4
Übungen/ Muskelgruppe	1 bis 2	1 bis 2	1 bis 2	1 bis 2
Satzanzahl	3	3	3	3
Intensität (% ILB)	50% bis 70%	50% bis 70%	60% bis 80%	70% bis 90%
Wiederholungen	15 bis 20	15 bis 20	12 bis 15	8 bis 12
Satzpausen (Sek.)	60 bis 90	60 bis 90	60 bis 90	60 bis 90

Tab.10: Makrozyklus (Quelle:Eigene Darstellung)

3.2.2 Die Mesozyklen I -IV

Mein Kunde wird im Mesozyklus I als Anfänger eingestuft aufgrund der kaum vorhandenen Kenntnisse im Bereich Krafttraining in einem Fitnessstudio. Trotz seines ausgeprägten Interesse und Engagement in seiner Freizeit zum Sport in den verschiedensten Bereichen wird das maschinengeführte Training, sowie das funktionelle und auch Freihanteltraining im Fitnessstudio etwas gänzlich Neues für seine Muskeln und seinen Stoffwechsel sein und Bedarf einen angemessenen Einstieg, damit sich sein Körper erst mal an die neuen Reize und Bewegungsabläufe gewöhnen kann um nicht direkt eine kontraproduktive Belastung zu verursachen, wodurch die Gefahr einer Verletzung zu massiv wäre. In den folgenden Mesozyklen wird er eine Basis aufgebaut haben und dementsprechend anders eingestuft. Durch seine Vorkenntnisse erlernt sein Körper schneller die entsprechenden Abläufe und passt sich somit schneller an. Um entsprechend wirksame Reize zu setzen und keine Stagnierung hervorzurufen wird an meinem Kunden bereits in Mesozyklus III eine Einstufung in die Kategorie „Geübter" vorgenommen und im Mesozyklus IV in die Kategorie „Fortgeschrittener". Dieses macht sich in der prozentualen Steigerung nach ILB Testung bemerkbar wie schon in Tabelle 3 unter dem Kapitel „ILB-Test" aufgeführt wurde. Die folgenden vier Mesozyklen sind alle als Kraftausdauertraining ausgelegt und umfassen ein Ganzkörpertraining um das Ziel der „geringen" Reduzierung von Körperfett und dem Aufbau von Muskeln in geringem Maße. Hiermit wird ein allgemeiner Zustand hergestellt in dem Herr S. Sich wieder fitter und ausdauernder fühlt, seine körperlichen Beschwerde durch langes und häufiges Sitzen reduziert, im optimalen Fall gänzlich beendet und durch leichte Zunahme an Muskeln einen definierten Körper und eine aufrechte Haltung bekommt.

MESOZYKLUS I – Kraftausdauer

Leistungsstufe: Anfänger

Diese Einheiten werden mit einer Dauer von 6 Wochen 2-3 x pro Woche trainiert und nach jeder Einheit hält der Kunde 1- 2 Tage Pause ein.

Warm up: Laufband 10 – 15 min.   Cool-down: 10 min. Laufband auslaufen/ Sauna

Satzpausen: 60 – 90 Sek.

Übung	Wdh. /Sek	ILB- Test	Woche 1 50%ILB	Woche 2 50%ILB	Woche 3 60%ILB	Woche 4 60%ILB	Woche 5 70%ILB	Woche 6 70%ILB
Butterfly	3x15	50 kg	25 kg	25 kg	30 kg	30 kg	35 kg	35 kg
Butterfly reverse	3x15	40 kg	20 kg	20 kg	25 kg	25 kg	30 kg	30 kg
Ruderzug	3x15	50 kg	25 kg	25 kg	30 kg	30 kg	35 kg	35 kg
Beinpresse	3x15	110 kg	55 kg	55 kg	65 kg	65 kg	80 kg	80 kg
Lunges an der Multipresse	3x15	50kg	25kg	25kg	30kg	30kg	35kg	35kg
Hyperextension	3x20	/	3x 20	3x 20	3x 20 +5kg	3x 20 +5kg	3x 20 +10kg	3x 20 +10kg
Intervall Plank	3x30 sek.	/	3x 30 sek.	3x 30sek.	3x 35sek.	3x 35sek.	3x40sek.	3x40sek.

Tab.11: Mesozyklus I (Quelle:Eigene Darstellung)

MESOZYKLUS II – Kraftausdauer

Leistungsstufe: Anfänger

Diese Einheiten werden mit einer Dauer von 6 Wochen 3 - 4x pro Woche trainiert und nach jeder Einheit hält der Kunde 1- 2 Tage Pause ein.

Warm up: Laufband 10 – 15 min.   Cool-down: 10 min. Laufband auslaufen/ Sauna

Satzpausen: 60 – 90 Sek.

Übung	Wdh. /Sek	ILB-Test	Woche 1 50%ILB	Woche 2 50%ILB	Woche 3 60%ILB	Woche 4 60%ILB	Woche 5 70%ILB	Woche 6 70%ILB
Flachbankdrücken Maschine	3x15	70kg	35kg	35kg	40kg	40kg	50kg	50kg
Schulterpresse	3x15	60kg	30kg	30kg	35kg	35kg	45kg	45kg
Latziehen Maschine	3x15	60kg	30kg	30kg	35kg	35kg	45kg	45kg
Kniebeugen mit Langhantel	3x15	70kg	35kg	35kg	40kg	40kg	50kg	50kg
Kreuzheben Langhantel	3x15	60kg	30kg	30kg	35kg	35kg	45kg	45kg
Plank mit Beinheben	3x30 sek.		3x30 sek.	3x30 sek.	3x35 sek.	3x35 sek.	3x40 sek.	3x40 sek.

Tab.12: Mesozyklus II (Quelle:Eigene Darstellung)

MESOZYKLUS III - Kraftausdauer

Leistungsstufe: Geübter

Diese Einheiten werden mit einer Dauer von 6 Wochen 3 - 4x pro Woche trainiert und nach jeder Einheit hält der Kunde 1- 2 Tage Pause ein.

Warm up: Laufband 10 – 15 min.   Cool-down: 10 min. Laufband auslaufen/ Sauna

Satzpausen: 60 – 90 Sek.

Übung	Wdh. /Sek	ILB- Test	Woche 1 60%ILB	Woche 2 60%ILB	Woche 3 70%ILB	Woche 4 70%ILB	Woche5 80%ILB	Woche 6 80%ILB
Bankdrücken mit der Langhantel, frei	3x12	80kg	50kg	50kg	55kg	55kg	65kg	65kg
Beinpresse	3x12	160kg	95kg	95kg	110kg	110kg	130kg	130kg
Hyperextension	3x12	25kg	10kg	10kg	15kg	15kg	20kg	20kg
Ruderzug	3x12	60kg	40kg	40kg	45kg	45kg	50kg	50kg
Lunges Langhantel	3x12	60kg	40kg	40kg	45kg	45kg	50kg	50kg
HipThrusts Langhantel	3x12	40kg	25kg	25kg	30kg	30kg	35kg	35kg

Tab.13: Mesozyklus III (Quelle:Eigene Darstellung)

MESOZYKLUS IV - Kraftausdauer

Leistungsstufe: Fortgeschrittener

Diese Einheiten werden mit einer Dauer von 6 Wochen 3 - 4x pro Woche trainiert und nach jeder Einheit hält der Kunde 1- 2 Tage Pause ein.

Warm up: Laufband 10 – 15 min.   Cool-down: 10 min. Laufband auslaufen/ Sauna

Satzpausen: 60 – 90 Sek.

Übung	Wdh. /Sek	ILB- Test	Woche 1 70%ILB	Woche 2 70%ILB	Woche 3 80%ILB	Woche 4 80%ILB	Woche 5 90%ILB	Woche 6 90%ILB
Langhantelrudern	3x10	50kg	35kg	35kg	40kg	40kg	45kg	45kg
Kniebeuge Multipresse	3x10	100kg	70kg	70kg	80kg	80kg	90kg	90kg
Crunches TRX	3x12							
Klappmesser mit GymBall	3x12							
Beinbeuger- Maschine	3x10	50kg	35kg	35kg	40kg	40kg	45kg	45kg
Latziehen im engen Griff	3x15	60kg	40kg	40kg	50kg	50kg	55kg	55kg

Tab.14: Mesozyklus IV (Quelle:Eigene Darstellung)

4. Trainingsdurchführung

Bei der Trainingsdurchführung ist die primäre Aufgabe des Trainers seinen Kunden optimal und präzise in die Übungen des Trainingsplans einzuweisen und mit den Geräten vertraut zu machen. Der Trainer sollte hierfür die Übungen selber vormachen und dies selbstverständlich technisch einwandfrei und seine Erklärungen sollten detailliert sein.

Die folgenden Punkte sollten besonders beachtet werden:

- Name der Übung
- Nennung der beanspruchten Muskulatur
- beanspruchte Muskulatur kann ggf. in Bezug mit Alltagsbewegungen gebracht werden

- Korrekte Einstellung des Geräts (Stand-, Sitzposition, Fußstellung, Winkel der Gelenke, etc.) Beachtung der Gelenkbewegung und der Körpermaße sind essenziell und ebenso sollte die Flucht der Drehachse des Gerätes beachtet werden
- Bewegungsausführung (richtige Ausführung von kon-, wie auch exzentrischen Phasen, Halten der Muskelspannung, Gleichmäßigkeit und Geschwindigkeit)
- Saubere Bewegungsführung
- Optimale Atmung (einatmen bei der anhebenden Bewegung und ebenso bei der ansenkenden)
- Ausführungsfehler werden nicht genannt, da sich diese auf diesem Wege im Kunden verankern können.
- Didaktische Anleitungen sollten verständlich (kein Fachjargon) und einprägsam sein
- Den Kunden die Übung selber durchführen lassen und auf die oben aufgeführte Punkte achten, wenn nötig Korrekturen vornehmen oder noch einmal erläutern.
- Nachfrage beim Kunden nach seinem Empfinden während der Übung und mit der Einstellung des Geräts
- positives Feedback geben zur Motivation des Kunden

Genaue Einweisung des Kunden Herr S. Befindet sich im angehängten Übungskatalog!

4.1 Das Aufwärmen

Aufwärmen hat zum Ziel die großen Muskelgruppen zu aktivieren und den Körper und die Psyche auf die kommenden Belastungen vorzubereiten. Durch das richtige Aufwärmen erhöht sich in Abhängigkeit von Intensität und Dauer die Körpertemperatur und durch eine optimale Erwärmung steigt die Sauerstoffaufnahmekapazität der Muskeln. Ebenso wird durch die erhöhte Bluttemperatur die Abgabe des Sauerstoffs vom Hämoglobin wie auch Myoglobin erleichtert, dies hat die Optimierung von aeroben Stoffwechselvorgängen zur Folge. Zwei Varianten des Aufwärmens werden unterschieden und zwar in passives Aufwärmen und aktives Aufwärmen. Im Gegensatz zu der davor angesprochenen aktiven Variante des Aufwärmens durch die Erhöhung der Körpertemperatur durch Bewegung beispielsweise auf dem Laufband oder dem Ergometer wird bei der Anwendung passiver Methoden lediglich ein Temperaturanstieg im Hautgewebe erzielt und somit eine Gefäßerweiterung. Dies geschieht durch beispielsweise Methoden wie Massagen, Duschen, Einreibemittel oder das saunieren. Der zur gesteigerten Leistungsfähigkeit benötigte erhöhte Stoffwechseln wird bei dieser Methode nicht angesprochen. Lediglich Verkrampfungen in der Muskulatur werden durch die von außen zugeführte Wärme gelöst und führen somit zur Entspannung der Muskulatur. Im ersten Mikrozyklus wärmt sich der Kunde auf dem Laufband für circa 10 Minuten bei adäquater Geschwindigkeit auf. Was bedeutet das es weder schnelles Gehen noch laufen sein sollte, sondern in angemessenem Tempo gejoggt werden sollte um sich nicht zu verausgaben und lediglich nur aufzuwärmen. Das Laufband ist eine bessere Methode als das Ergometer, da der Kunde schon während seiner beruflichen Tätigkeit sehr viel sitzt.

4.2 Das Abwärmen

Nach jeder absolvierten Trainingseinheit ist es förderlich den Körper abzuwärmen. Das bedeutet man bringt den Körper langsam auf die Normaltemperatur und läutet die Erholungsphase ein. Zum „Cool-Down" gehört somit die Reduzierung der Belastungsintensität, durch beispielsweise Auslaufen auf dem Laufband, oder abstufendes Ergometer fahren. Diese Vorgehensweisen zählen zum „aktiven Abwärmen" neben denen es auch „passive Varianten des Abwärmen stehen, wie das saunieren, schwimmen oder Massagen. Neben der Regulierung der Körpertemperatur wird ebenso auch das Her-Kreislauf-System wieder in Normalzustand versetzt was ein wichtiger Faktor für die allgemeine Gesundheit darstellt. Durch das sogenannte „Cool-Down" wird die Muskulatur entspannt und unterstützt somit den Übergang zur Regenerationsphase. Auf diese Weise kann ein starker Muskelkater umgangen werden und Verletzungen vermieden werden. Das Abwärmen stellt ein physisches wie auch psychisches Gleichgewicht her, denn es erfolgt ebenfalls eine Wiederkehr der Balance zwischen Sympatikus und Parasympathikus, wie auch die Senkung des Muskeltonus und ein Ausgleich muskulärer Dysbalancen, wie auch dem Abbau und Abtransport unerwünschter Stoffwechselprodukte.

4.3 Das Dehnen

Beim Dehnen wird der Muskel ,der sich zum Beispiel während Kraftübungen beim Training durch die ständige Kontraktion verkürzt wird, wieder gestreckt. Dies fördert die Durchblutung und somit auch die Regeneration des beanspruchten Muskels. Gleichzeitig werden Verletzungen und Dysbalancen vorgebeugt, sowie eine Flexibilität wiederhergestellt. Unterschieden wird zwischen den Varianten des Dehnens, welche da wären:

- aktives Dehnen

- passives Dehnen

- statisches Dehnen

- dynamisches Dehnen

Alle vier Arten des Dehnens können in unterschiedlichen Kontexten von Vorteil sein, dennoch gilt ebenfalls bei alles Arten folgende Regeln:

- Ruckartige Bewegungen vermeiden/ langsam und kontrolliert Spannung aufbauen
- Sanftes Dehnen, d.h.nicht in den Schmerzbereich dehnen
- Richtige Atmung / Atempausen richtig setzen

Sportartspezifisch muss jeder Sportler/Trainer wissen vorauf der Fokus in der jeweiligen Sportart liegen muss. Wobei es beim Fußball beispielsweise von Vorteil ist anders gedehnt zu sein als ein Kampfsportler welcher Muay-Thai praktiziert. Um die Explosionskraft des Muskel zu erhalten oder zu fördern, um „fast-twitch" muskuläres Zusammenziehen zu verbessern, muss ein Fußballer andere Varianten des Dehnens anwenden, als der Muay-Thai Kämpfer welcher Vorteile hat durch eine hohe Flexibilität der Muskeln und Bänder.

Das Dehnen beim Kraftsport bleibt ein umstrittenes Thema, da die meisten Theorien sich gegenüber stehen und nahezu gegenseitig aufzuheben scheinen.

Jedoch bleibt die Wissenschaft sich uneinig , da es keine eindeutigen Studien gibt welche eindeutige Argumente für die eine oder die andere Argumentation aufbringt. Und trotzdem besteht Einigkeit zu einem essenziellem Punkt: Sich unaufgewärmt vor dem Sport zu dehnen birgt ein Risiko für Muskeln und Bänder und ist nicht förderlich. Somit legen wir den Fokus des Dehnens entweder nach einer absolvierten Übung oder gänzlich nach dem Training und schließen damit ab bevor wir zum Cool-down übergehen, oder das Dehnen als Cool-down nutzen.

Für meinen Kunden bedeutet dies in Folge das vor jeder Kraftsporteinheit angeraten wird sich dem Aufwärmen zu widmen. Hierzu dient meiner Empfehlung nach der Crosstrainer oder das Laufband am besten, da Herr S.im Beruf und Alltag sehr viel sitzt. Anschießend wird der aufgestellte Trainingsplan absolviert und nach jeder beendeten Übung werden die darin beanspruchten Muskeln gedehnt. Dies bedeutet für meinen Kunden eine Zeitersparnis, da er zeitlich in seinem Leben sehr eingespannt ist bringt dies ein Vorteil und die Motivation des Dehnens ist hierbei ebenfalls höher als nach dem Training. Auch die positive und reflektorische Entspannung bergen Vorteile und machen das Dehnen dem Kunden attraktiv, während nach einer kompletten Trainingseinheit oft die Motivation eher gering ist und es oftmals vorkommt das Kunden somit diesen wichtigen Bestandteil vernachlässigen.

Sollte mein Kunde dennoch die Entscheidung fällen nach dem Training das Dehnen zu praktizieren empfehle ich ihm alle im Training beanspruchten Muskeln zu stretchen. Nach dem Sport hat das Dehnen den klaren Vorteil, dass der Abtransport von Schadstoffen wie Laktat unterstützt wird und hat auch die meisten Vorteile wie zusätzliche Förderung der Regeneration und ein gesteigertes Wohlbefinden.

4.3.1 Das aktive Dehnen

Beim „aktiven Dehnen" wird ein Muskel (der Agonist) aktiv zusammengezogen um den gegnerischen Muskel (den Antagonisten) ohne Einwirkung von äußeren Kräften zu dehnen. Eine aktive Dehnen wird durch eine aktive Gelenkbewegung durch den Sportler herbeigeführt, durch diese eine Dehnung zweier antagonistisch wirkender Muskeln erzeugt. Aktives Dehnen eignet sich um einen Muskel aus eigener Kraft und über die gesamte Range of Motion (ROM) hinweg zu dehnen. Dadurch das keine extreme Kraft auf den Sportler ausgeübt wird, besteht beim aktives Dehnen ein vergleichsweise geringes Verletzungsrisiko einer Überdehnung gegenüber des „passiven Dehnens".

4.3.2 Das passive Dehnen

Bei dieser Variante des Dehnens wird die Dehnung durch eine externe Kraftquelle herbeigeführt. Kraftquellen sind unter Anderem zum Beispiel das eigene Körpergewicht, Therabänder, eine zweite Person, usw. Durch die Nutzung der mechanischen Hebelwirkung eines externen Objekts und die Schwerkraft wird jede Muskelkontraktion vermieden und somit bleibt der Muskel entspannt. Somit benötigt der Sportler selbst bei dieser Variante weniger Energie als bei der aktiven. Die passive Dehnung ermöglicht eine Dehnung über den „Wohlfühlpunkt" hinaus und lässt sich dementsprechend gut einsetzen um den

Bewegungsradius zu erweitern und somit mehr Flexibilität zu erlangen. Durch den Eintritt in den Schmerzbereich und subjektive Schmerzempfindung steigt hierbei aber auch die Gefahr einer Überdehnung.

4.3.3 Das statische Dehnen

Hierbei nimmst du eine den Muskel streckende Position ein und hältst diese für eine gewisse Zeitspanne. Beim statischen Dehnen ist es möglich deine Rom zu erhalten aber auch diese auszuweiten. Diese Art eignet sich für fast alle Zielgruppen. Sobald die gewünschte Dehnung erreicht ist wird eine Pause zum Atmen und entspannen gesetzt. Nach dieser Pause wird erneut auf die selbe Weise gedehnt, aber man geht ein wenig weiter in die Dehnung als zuvor. Diese Variante e eignet sich für ein gezieltes Dehntraining und weniger für die Warm-up oder Cool-down Phasen, da man allmählich die Dehnung in jedem Wiederholvorgang weiter dehnt und somit immer Flexibilität dazugewinnt.

4.3.4 Das dynamische Dehnen

Federnde und wippende Bewegungen unterstützen die Dehnung gegebenenfalls. Diese Art des Dehnen eignet sich zur Erweiterung des Aufwärmens und regt die
Durchblutung an indem beim Dehnen ein größerer Widerstand von den Muskeln erzeugt wird und diese versuchen alles zusammenzuhalten. Gleichzeitig wird die inter- und intramuskuläre Koordination gefördert. Somit werden Bänder, Sehnen und Muskeln erwärmt, das bewege wird aktiviert und als Teil des Aufwärmens auf die nachfolgenden Übungen vorbereitet. Diese Variante eignet sich somit nicht zum Abwärmen. Hierfür empfehle ich meinem Kunde das statische Dehnen.

5. Der Re-Test/ Analyse

Und den Trainingserfolg, die körperlichen Auswirkung der Trainingsperiode und das aktuelle Leistungsniveau sowie auch die Kontrolle der gesetzten Ziele von Herrn S.zu sichtbar zu machen wird zum Abschluss jeden Mesozyklus eine aussagekräftige Auswertung vorgenommen. Hierfür wiederholen wir die im Eingangstest gemachten Tests und werde und vergleichen die Ergebnisse. Um qualitativ hochwertige und zuverlässige Ergebnisse zu erhalten ist die Grundvoraussetzung die Bedingungen während des Eingangstest wiederherzustellen. Hierfür setzen wir den Termin für den Re-Test auf die selbe Tages- und Uhrzeit und wählen einen Tag an dem eine ungefähre berufliche wie soziale Vergleichbarkeit besteht. An diese Analyse knüpfen wir an und können dann Justierungen vornehmen, falls diese ihre Notwenigkeit zeigen, um das Hauptziel am Ende eines Makrozyklus zu erreichen. Ebenfalls kann das Hauptziel eventuell höher gesteckt werden wenn vom Kunden gewünscht, falls dieses runtergeschraubt werden musste, weil die Erfolgsaussichten zunächst nicht als realistisch einzuschätzen waren, die Erwartungen zum Ende eines Mesozyklus aber übertroffen worden und der Körper besser auf das Training anspricht als erwartet.

5.1 Auswertung der biometrischen Daten

Herr Steinhoff, Lennert	Erste Messung	Re-Test	Differenz
Gewicht (kg)	86	82	-4
BIA-Analyse Wert	20	26,2	1,2
BMI Tabellenwert	25	24,8	-0,2
Blutdruck systolisch	115	113	-2
Blutdruck diastolisch	80	77	-3

Tab.15: Re-Test Ergebnisse im Vergleich zum Eingangstest (Quelle: Eigene Darstellung)

Wir verzeichnen bei allen gemessenen biometrischen Daten Erfolge gemäß der Zielsetzung. Das tatsächliche Gewicht wurde reduziert und dennoch sichtbare Muskelmasse aufgebaut. Durch eine Adaption an Muskelmasse verbraucht nun der Körper mehr Kalorien und begünstigt weiteres abbauen von Körperfett. Herr S. Sieht sich auch wie gewünscht ästhetischer im Spiegel, ist ausdauernder beim Freizeitsport und erzielt auch dort bessere Fitness als vor Beginn des Kraftausdauer Trainings. Er ist sehr motiviert seine Ziele weiterhin konsequent zu verfolgen und das Krafttraining hat sich schon als festen Bestandteil seiner Woche etabliert und ist für ihn kaum noch wegzudenken.

5.2 ILB-Test Re-Test

Übung	Eingangtestergebnis	Re-Test Ergebnis	Prozentuale Steigerung
Butterfly	50	65	30,00%
Butterfly reverse	40	55	37,50%
Lunges an der Multipresse	50	70	40,00%
Beinpresse	110	160	45,50%
Hyperextensions	3x20	3x20 +10kg	50,00%
Plank	3x30	3x45	50,00%

Tab.16: Re-Test Ergebnisse im Vergleich zum Eingangstest (Quelle:Eigene Darstellung)

Herr S.verzeichnet im Kraftzuwachs eine enorme Steigerung von durchschnittlich 30% und übertrifft seine Erwartungen und seine Zielsetzung. Daraus resultiert für ihn eine größere Motivation weiter zu trainieren und stärkt sein Vertrauen zum Trainer und dem Erreichen des Hauptziel oder darüber hinaus.

6. Fazit

Mit der Trainingsplanung nach dem Fünf-Stufen-Modell ist jeder gut bedient, der seine Fitness im allgemeinen verbessern und an Ästhetik im Spiegelbild Zuwachs gewinnen mag. Durch einen zielführenden Trainingsplan werden schnelle Resultate sichtbar, welche den Kunden motivieren am Ball zu bleiben und für seine Hauptziele zeit und Anstrengung zu investieren. Durch einen guten Fitnesstrainer kann unterstützend motiviert werden und durch die fachliche Bewertung der Ergebnisse in den Re-Tests spiegelt sich das Erreichen der Ziele wieder oder ob Justierungen vorgenommen werden müssen, um diese gesteckten Ziele zu erreichen. Um weder zu reizarm noch zu oft oder zu hart zu trainieren ist es wichtig sich an einen professionell erstellten Plan zu halten und diesen mit Sorgfalt und Regelmäßigkeit durchzuführen um keine Verletzungen zu riskieren oder in ein Übertraining zu kommen ohne es als Laie überhaupt zu erkennen. Gerade für Anfänger sehe ich es als besonders wichtig und extrem motivierend Neues zu lernen und zu erkennen, egal ob Fachwissen oder sichtbare Erfolge. Dies gilt für beide Seiten; den Kunden sowie auch den Trainer. Eine gute Chemie zwischen dem Trainierenden und dem Trainer ist für mich unerlässlich, da das Training einfach 10 Mal mehr Spaß macht, wenn man sich auch aufeinander freut und eine gewisse Chemie zwischen einem stimmt.

Das Erstellen dieser Abschlussarbeit hat mich vieles bisher theoretische in die Praxis umsetzen lassen indem ich meinen Kunden im echten Leben betreut habe. Anfänglich war es schwer die Übungen zusammenzustellen und ganzheitlich zu arbeiten und alle Faktoren miteinzubeziehen. Motivierend empfand ich die sichtbaren und messbaren Ergebnisse in den Re-Test, sowie die Glücksmomente jedem Erfolges für meinen Kunden.

Alle angewandten Trainingsprinzipien habe ihre Wichtigkeit und müssen ein Zusammenspiel bilden, da sie aufeinander aufbauen.

I. Quellenverzeichnis

Internet:

https://www.dr.--gumpert.de

https://gannikus.de/training_1/aktives-vs-passives-dehnen-unterschiede-und-vorteile

https://www.online-fitness-coaching.com/statisches-vs-dynamisches-dehnen/

https://www.trainingsworld.com/training/krafttraining/was-ist-kraftausdauer-1277607

https://www.wikipedia.de

https://www.80-20.fit/training/krafttraining/belastungsnormative/

Lehrskripte:

Trainings-und Bewegungswissenschaft, Academy of Sports, Backnang

Trainingssteuerung und -planung, Academy of Sports, Backnang

Praxis der Trainerprofession, Academy of Sports, Backnang

Praxis der Trainingswissenschaft; Academy of Sports, Backnang

II. Tabellenverzeichnis

III. Anhang „Übungskatalog"

HINWEIS: Alle im Übungskatalog angegebenen Abbildungen sind aus dem Internet entnommen. Folgende Quellen wurden hierfür genutzt: www.uebungen.ws , fitundattraktiv.de, team-andro.com und www.meinefitness.net

Butterfly an der Maschine

Diese Übung kann schnell erlernt werden und bildet eine Basis für einige Freihantelübungen. Daher eignet sie sich bereits für Beginner und ist eines der beliebtesten Geräte in Fitnessstudios. Ebenfalls in der Effektivität zeigt sich das Butterflygerät weit vorne und wird deshalb sehr gerne von Männern wie auch Frauen genutzt um die Brust- und Schultermuskulatur zu trainieren.

Einweisung:

Lehne dich mit dem kompletten Oberkörper zurück an die Rückenlehne und bleibe mit dem Kopf während der gesamten Übung aufrecht. Wichtig ist, deine Hand- und Ellenbogengelenke leicht nach inne gebeugt zu halten um deine Gelenke zu schonen. Griffe senkrecht greifen und die Hände ohne einen Ruck vorne zusammen führen indem du vorrangig deine Brustmuskulatur nutzt. Leite deine Arme wieder langsam zurück, bis sie circa eine Gerade ergeben. Das Gewicht nicht absetzen lassen.

Butterfly an der Maschine			
Agonist	Antagonist	Synergist	Gelenkaktion
Großer Brustmuskel (m.pectorialis major)	Vorderer Sägemuskel (m.serratus anterior) Bizeps (m.biceps brachii)	Vorderer Teil Deltamuskel (m.deltoideus pars clavicularis)	Schultergelenk Innenrotation

Abb. 1 – Butterfly am Gerät / Ausgangs- und Endposition

Dehnübung:

Abb. 2 – Dehnübung nach Butterfly

Butterfly reverse

Diese Übung zielt auf die obere Schulter- und Rückenmuskulatur ab und kann nach erlernen der Bewegungsabläufe sich am Kabelzug oder mit Kurzhanteln trainiert werden. Für Beginner ist dieses Gerät optimal um die richtigen Bewegungsabläufe vorerst zu erlernen.

Einweisung:

Stelle zuerst die Sitzhöhe richtig ein, sodass während der Übung deine Unterarme parallel zum Boden positioniert sind. Dabei liegen deine Hände auf Schulterhöhe. Setze dich mit Blickrichtung zum Polster auf den Sitz und drücke deine Brust gegen das vertikale Polster vor dir. Stelle deine Beine seitlich neben das Gerät auf um an Stabilität zu gewinnen und stelle die Oberschenkel in 90 Grad zum Unterschenkel auf. Greife die Griffe so das deine Arme nicht komplett durchgestreckt sind und führe die Griffe soweit nach hinten, bis dein Schultergelenk die Bewegung begrenzt. Halte diese Position 1 bis 2 Sekunden und führe das Gewicht langsam und gleichmäßig wieder zurück in die Ausgangsposition.

Butterfly reverse			
Agonist	Antagonist	Synergist	Gelenkaktion
Mittl. Kapuzenmuskel (m.trapezius pars traversus) Hinterer Teil Deltamuskel (m.deltoideus pars spinalis)	Vorderer Sägemuskel (m.serratus anterior) Vorderer/seitl. Teil Deltamuskel (m.deltoideus pars clavicularis et pars acromialis)	Bizeps (m.biceps brachii) Untergrätenmuskel (m.infraspinatus) Kleiner Rundmuskel (m.teres minor) Großer rautenförmiger Muskel (m.rhomboideus)	Schultergelenk Außenrotation

Anmerkung der Redaktion:
aus urheberrechtlichen Gründen wurde diese Abbildung entfernt.

Abb. 3 – Butter reverse am Gerät/ Ausgangs- und Endposition

Dehnübung:

Anmerkung der Redaktion:
aus urheberrechtlichen Gründen wurde diese Abbildung entfernt.

-

Abb. 4 – Dehnübung nach Butterfly reverse

Reverse Lunges an der Multipresse

Einweisung:

Stelle dich hüftbreit direkt vor die Langhantelstange der Multipresse sodass deine Beine beinahe vollständig durchgestreckt sind und greife mit den Händen die Hantelstange außerhalb deiner Schultern. Dabei sollte der Oberkörper vollständig aufgerichtet sein und bilde im unteren Rücken ein leichtes Hohlkreuz. Dein Blick ist während der gesamten Übung nach vorne gerichtet und jetzt spanne deine Bauchmuskulatur an und hebe die Hantelstange leicht nach oben um sie aus der Halterung zu heben. Lege das Gewicht auf der hinteren Schultermuskulatur ab. Mache einen Schritt nach hinten der groß genug ist, um mit dem vorderen Bein in eine Beugung zu gehen, welche den Ober- und Unterschenkel des vorderen Bein in einen 90 Grad Winkel senkt. Achte auf einen möglichst aufrechten Oberkörper und das du leicht im Hohlkreuz bleibst. Dort an gekommen drückst du dich wieder aus der Ferse nach oben und trittst mit dem hinteren Bein wieder in die Ausgangsposition.

Reverse Lunges an der Multipresse			
Agonist	Antagonist	Synergist	Gelenkaktion
Großer Gesäßmuskel (m.gluteus maximus) Vierköpfiger Oberschenkelmuskel (m.quadrizeps femoris)	Beinbizeps (m.bizeps femoris) Gerader Bauchmuskel (m.rectus abdominis)	Adduktor (m.adductor magnus) Schollenmuskel (m.soleus)	Knie- und Hüftgelenk Extension

Anmerkung der Redaktion:
aus urheberrechtlichen Gründen wurde diese Abbildung entfernt.

Abb. 5 – Reverse Lunges an der Multipresse/ Ausgangs- und Endposition

Dehnübung:

-

Abb.6 - Dehnübung nach Lunges

Beinpresse

Die Beinpresse ist einer der meist genutzten Übungen für Anfänger bis hin zu Fortgeschrittenen. Sie ist eine der wirkungsvollsten Übungen zum Kraftaufbau in den Beinen und dem Gesäß, da durch sie fast alle Muskeln in diesen Regionen trainiert werden. Je nach Fußstellung kann man die Beanspruchung variieren und Waden- oder Adduktoren miteinbeziehen.

Einweisung:

Setze dich auf den Sitz und lehne dich zurück an die Rückenlehne. Stell deine Beine mittig und hüftbreit auf die Platte und lass deine Zehenspitzen leicht nach außen zeigen um deine Knie zu entlasten. Stell den Sitz in eine Position ein, in der deine Beine so nah wie möglich an deinem Oberkörper sind. Halte dich an den seitlichen Griffen fest und drücke dich mit deinen Beinen von der Druckplatte weg. Achte darauf deine Knie leicht nach außen zu drücken. Schiebe dich soweit bis deine Knie fast durchgestreckt sind und lasse dann langsam und gleichmäßig das Gewicht wieder zurück ohne es ganz abzulegen. Während der gesamten Übung bleibt der Rücken in Kontakt mit der Rückenlehne.

Beinpresse			
Agonist	Antagonist	Synergist	Gelenkaktion
Oberschenkelmuskel (m.quadrizeps femoris) Großer Gesäßmuskel (m.gluteus maximus)	Hüftbeuger (m.iliopsoas) Beinbizeps (m.bizeps femoris) Halbsehniger Muskel (m.semitensinosus) Halbmembranöser Muskel (m.semimembranosus)	Schlanker Muskel (m.gracilis) Schneidermuskel (m.sartorius)	Knie- und Hüftgelenk Extension

Anmerkung der Redaktion:
aus urheberrechtlichen Gründen wurde diese Abbildung entfernt.

Abb. 7 - Beinpresse/ Ausgangs- und Endposition

Dehnübung:

Anmerkung der Redaktion:
aus urheberrechtlichen Gründen wurde diese Abbildung entfernt.

-

Abb.8 – Dehnübung nach Beinpresse

<u>Hyperextension</u>

Diese Übung trainiert den Rücken isoliert und zielt vorrangig auf den Rückenstrecker ab. Durch die Körperspannung und den Bewegungsablauf werden aber auch der große Gesäßmuskel und der Beinbizeps gefordert. Durch verschiedene Varianten kann diese Übung mehrfach abgewandelt werden.

Einweisung:

Stell dich auf die Plattform der Rückenstreckerbank, stelle die Höhe der Oberkante so ein, dass diese unter deinen Schambein endet. Nun verschränkst du die Arme vor der Brust über Kreuz, hinter dem Kopf oder hältst ein Gewicht mit den Händen fest. Senke deinen gesamten Oberkörper nach unten und behalte hierbei einen geraden Rücken. Sobald deine Beine im rechten Winkel mit deinem Oberkörper sind kehrst du wieder in die Ausgangsposition zurück.

Hyperextensions			
Agonist	Antagonist	Synergist	Gelenkaktion
Rückenmuskulatur / Rückenstrecker (m.erector spinae) Großer Gesäßmuskel (m.gluteus maximus) Beinbizeps (m.biceps femoris)	Gerader Bauchmuskel (m.rectus abdominis)	Quadratischer Lendenmuskel (m.quadratus lomborum)	Hüftgelenk Extension

Anmerkung der Redaktion:
aus urheberrechtlichen Gründen wurde diese Abbildung entfernt.

Abb. 9 – Hyperextensions / Ausgangs- und Endposition

Dehnübung:

-

Abb. 10 – Dehnübung nach Hyperextensions

Plank

Beim Plank wird der gesamte Rumpf, Rücken-, Hüft- Bein-, Schulter-, Brust- und Gesäßmuskulatur gefordert und gestärkt. Besonders die Bauchmuskeln machen sich hierbei besonders bemerkbar und der Aufbau dieser unterstützt eine aufrechte Haltung. Am wichtigsten bei der Ausführung des Plank ist die präzise Einhaltung der korrekten Position. Lieber man macht 15 Sekunden lang einen korrekt ausgeführten Plank als einen schlecht ausgeführten für einen langen Zeitraum. Der Plank ist anstrengend aber extrem effektiv. Diese isometrisch trainierte Übung ist somit perfekt um den ganzen Körper zu trainieren.

Einweisung:

Knie dich auf die Matte/den Boden und beuge sich vor um deine beiden Unterarme parallel zueinander zu platzieren. Bilde zwischen Ober- und Unterarmen einen 90-Grad-Winkel. Dann streckst du die Beine nach hinten aus und stellst dich auf deine Fußspitzen auf. Richte deine Blick gerade nach unten auf die Matte. Bilde eine jederzeit eine gerade Linie zwischen Fersen und Kopf und halte diese Position unter Körperspannung für 30 Sekunden. Danach pausiere für 60-90 Sekunden und wiederhole die Übung.

Plank / Unterarmstütz			
Agonist	Antagonist	Synergist	Gelenkaktion
Gerader Bauchmuskel (m.rectus abdominis) Pyramidenförmiger Muskel (m.pyramidalis)	Keine Angabe	Oberer Zwillingsmuskel (m.superior) Seitl. Bauchmuskeln (m.obliquus abdominis)	keine

Abb.11 – Plank / Statische Haltung

Dehnübung:

Abb. 12 – Dehnübung nach Plank

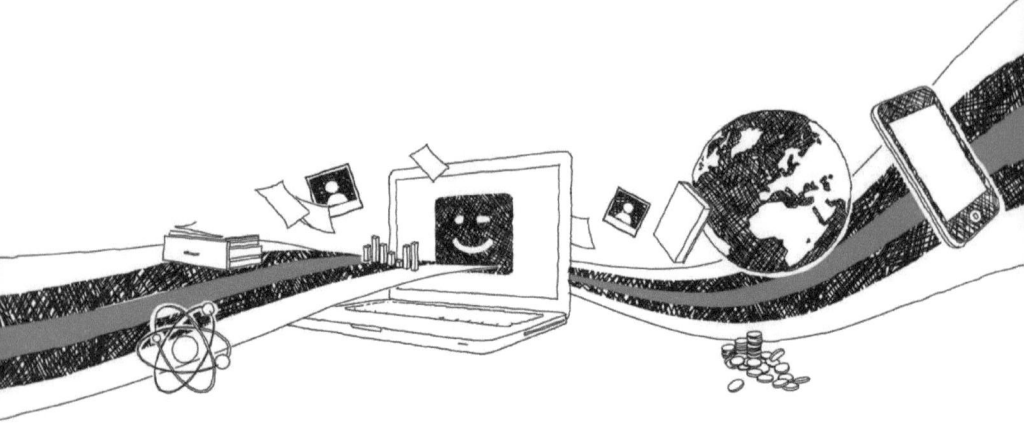
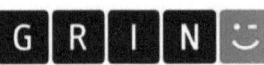